Mohamed Shokry

Analgesia e anestesia em búfalos

Mohamed Shokry

Analgesia e anestesia em búfalos

ScienciaScripts

Imprint

Any brand names and product names mentioned in this book are subject to trademark, brand or patent protection and are trademarks or registered trademarks of their respective holders. The use of brand names, product names, common names, trade names, product descriptions etc. even without a particular marking in this work is in no way to be construed to mean that such names may be regarded as unrestricted in respect of trademark and brand protection legislation and could thus be used by anyone.

Cover image: www.ingimage.com

This book is a translation from the original published under ISBN 978-3-659-16872-7.

Publisher:
Sciencia Scripts
is a trademark of
Dodo Books Indian Ocean Ltd. and OmniScriptum S.R.L publishing group

120 High Road, East Finchley, London, N2 9ED, United Kingdom
Str. Armeneasca 28/1, office 1, Chisinau MD-2012, Republic of Moldova, Europe
Printed at: see last page
ISBN: 978-620-7-95717-0

ÍNDICE DE CONTEÚDOS:

CAPÍTULO 1

ANESTESIA E ANALGESIA EM BÚFALOS M. SHOKRY

Estudos comparativos de tranquilizantes e sedativos em búfalos

*Veterinar-Medizinische Nachrichten 1973, Heft 4, S. 331-334**

* Resumo da tese apresentada à Faculdade de Medicina Veterinária da Universidade do Cairo

Sabe-se, de acordo com investigações recentes, que existem diferenças morfológicas e fisiológicas entre os bovinos e os búfalos. Os búfalos têm ainda caraterísticas semi-selvagens em comparação com outros animais de criação. Os veterinários queixam-se sempre do comportamento e do temperamento dos búfalos, que são ferozes e indóceis.

Neste ensaio, foi efectuado um estudo comparativo dos tranquilizantes e sedativos mais recentes e conhecidos, com o objetivo de investigar a sua eficácia na superação da excitação e ansiedade normalmente manifestadas por estes animais e de ajudar os veterinários a lidar com estas espécies em segurança.

A presente investigação foi efectuada em 126 búfalos de diferentes idades, sexos e pesos corporais. O cloridrato de clorpromazina (produto local), o Combelen® (propionilpromazina) e o Rompun® (xilazina) foram experimentados nos búfalos em estudo.

® = Marca registada da Bayer AG, Leverkusen

Experimental

Para testar o efeito dos fármacos acima mencionados em búfalos e determinar a dose adequada a recomendar para a prática clínica, foram calculadas diferentes doses de acordo com o peso corporal e a idade dos animais.

A injeção intramuscular na região glútea foi a via de administração adequada dos medicamentos, uma vez que a injeção estritamente intravenosa é difícil e fastidiosa nestas espécies.

O agrupamento, a idade e o peso dos animais que receberam as diferentes doses de cloridrato de clorpromazina e Combelen são apresentados no quadro 1.

O Rompun foi testado em três doses em três grupos de animais escolhidos aleatoriamente, sem referência à idade ou ao peso.

Foram registados o início e a duração do efeito sedativo dos fármacos, bem como os sinais clínicos manifestados pelos animais. Registou-se o efeito dos medicamentos na temperatura corporal, no pulso, na respiração e na motilidade ruminal.

Group	Number	Age and Size	Chlorpromazine hydrochloride mg/kg	Combelen mg/kg	Rompun mg/kg
1	6	young, small sized	2.0		
2	6	young, small sized	1.5		
3	6	adult, medium sized	1.5		

4	6	adult, large sized	2.0		
5	18	adult, large sized	1.5		
6	2	young, small sized		0.6	
7	6	young, small sized		0.4	
8	6	young, small sized		0.3	
9	9	adult, medium sized		0.4	
10	6	adult, medium sized		0.3	
11	9	adult, large sized		0.4	
12	5	adult, large sized		0.3	
13					0.2
14					0.15
15					0.1

Quadro 1

Foi registada a influência do Combelen na pressão arterial. Foi também estudado o efeito dos medicamentos nos constituintes sanguíneos, bem como nas funções hepática e renal.

Resultados

Com o cloridrato de clorpromazina, o início de ação manifestou-se após um período médio de 25-30 minutos e o efeito durou 3,5 - 4 horas. Os sinais clínicos que se seguiram ao início da ação foram os seguintes: secura do focinho, inconsciência do ambiente, abolição do medo, diminuição da resposta a estímulos, queda da cabeça e das pálpebras, salivação espumosa profusa, protrusão da membrana nictitans com choro dos olhos, relaxamento do prepúcio sem protrusão do pénis, fraqueza muscular e articulações nos carpos com tendência para se deitar. Registou-se também uma diminuição da temperatura corporal de 0,5-1,0° C. As frequências de pulso e respiratória aumentaram ligeiramente. Os movimentos ruminais estavam reduzidos.

Quando Combelen foi administrado a búfalos, o início da ação começou após um período médio de 23 - 28 minutos e o efeito durou 4-5 horas. Os sinais clínicos foram semelhantes, em muitos aspectos, aos observados com cloridrato de clorpromazina, exceto que o grau de sedação foi considerado eficaz. A temperatura corporal também diminuiu 0,1 - 0,6° C com aceleração do pulso e das frequências respiratórias, enquanto os movimentos ruminais foram reduzidos. Registou-se também uma redução da pressão sanguínea em cerca de 30,5 %.

Após a aplicação de Rompun aos búfalos, o início da ação ocorreu num período médio de 10 minutos e o efeito durou 4-5 horas. Os sinais clínicos incluíam o seguinte: secura do focinho, salivação aquosa profusa, sons caraterísticos de mugido, queda da cabeça e das pálpebras, protrusão parcial da membrana nictitans, paralisia parcial da língua, redução da sensibilidade da pele, inconsciência total do ambiente, abolição do medo, diminuição dos reflexos do pestanejo e da córnea, redução da capacidade de ficar de pé com tendência para se deitar, relaxamento do prepúcio sem protrusão do pénis e relaxamento do esfíncter ani. A temperatura corporal aumentou cerca de 0,4 -0,8° C. As frequências respiratória e de pulso diminuíram acentuadamente. Os movimentos ruminais foram reduzidos.

As alterações hematológicas após a administração dos fármacos apresentaram variações semelhantes, consoante o fármaco utilizado. O quadro sanguíneo após a administração de cloridrato de clorpromazina em doses variáveis para diferentes grupos de búfalos caracterizou-se por uma eritropenia significativa de cerca de 10,5-25,5% com uma redução significativa do nível de Hb, uma leucopenia significativa de cerca de 10-19% com linfopenia significativa, neutrofilia e eosinopenia com desvio degenerativo para a esquerda.

Foram observadas as mesmas alterações no sangue de búfalos sedados com Combelen. Registou-se uma eritropenia significativa de cerca de 11-24% com uma redução significativa do nível de Hb e uma leucopenia significativa de cerca de 7-25%.

No caso do Rompun, os resultados foram semelhantes aos dos tranquilizantes anteriores. Registou-se uma eritropenia significativa de cerca de 12 -19% e uma redução significativa do nível de Hb, bem como leucopenia de cerca de 11 - 16%. Também se registaram linfopenia, neutrofilia e eosino-penia.

Estas alterações sanguíneas celulares regressaram a níveis praticamente normais nas 24 horas seguintes à administração dos medicamentos acima referidos.

As alterações bioquímicas após a administração dos medicamentos consistiram num aumento transitório e insignificante do nível de ureia e bilirrubina no soro sanguíneo.

Foram efectuadas pequenas intervenções cirúrgicas, bem como procedimentos ginecológicos e obstétricos, para verificar o valor da utilização destes medicamentos na prática no terreno.

Conclusões

A partir do presente inquérito, conclui-se que:

O novo sedativo, analgésico e relaxante muscular (Rompun) é o medicamento mais adequado para conseguir a tranquilidade e a calma necessárias e satisfatórias dos búfalos no Egito.

Verificou-se que a dose mais fiável de Rompun é de 0,1 mg/kg de peso corporal i. m.

Verificou-se também que Rompun na dose mencionada podia ser tolerado e que a capacidade de se manter em pé era mantida. No entanto, a administração deve ser evitada no final da gravidez.

As intervenções cirúrgicas em posição reclinada e sob o efeito do Rompun devem ser efectuadas o mais rapidamente possível, com o tórax levantado e a cabeça baixa, uma vez que uma posição reclinada demasiado longa pode ser seguida de timpanismo ou mesmo de regurgitação ruminal.

O Combelen foi também testado com resultados favoráveis em búfalos, mas este medicamento não é preferível ao Rompun. A idade e o tamanho do animal devem ser tidos em consideração ao estimar a dose. Os búfalos jovens de pequeno porte necessitam de uma dose mais elevada de Combelen, de cerca de 0,4 mg/kg de peso corporal, do que os búfalos adultos de grande porte, que necessitam de cerca de 0,3 mg/kg de peso corporal.

A Combelen demonstrou ser mais segura em búfalas prenhes, mesmo no final da gestação.

Verificou-se que o cloridrato de clorpromazina tem um efeito comparativamente moderado nos búfalos e os resultados obtidos revelaram-se insatisfatórios para estas espécies de animais, uma vez que eram necessárias doses elevadas para iniciar a sedação e o efeito era por vezes indetetável. Os búfalos jovens de pequeno porte necessitam de cerca de 2,0 mg/kg de peso vivo e os adultos de grande porte necessitam de 1,5 mg/kg de peso vivo.

CAPÍTULO 2

MEDIÇÕES BIOQUÍMICAS DO SORO DE BÚFALOS EGÍPCIOS APÓS A ADMINISTRAÇÃO DE ROMPUN E COMBELEN

Assiut Vet. Med. J. Vol. 5 No. 9&10, 1978.

RESUMO

O efeito de 0,1 mg/kg de peso corporal e 0,3 mg/kg de peso corporal de Rompun e Combelen, respetivamente, em certas actividades enzimáticas do soro, bem como em alguns constituintes bioquímicos vitais do soro, foi investigado em 20 búfalos com o objetivo de alcançar a máxima segurança para um animal.

INTRODUÇÃO

Combelen e Rompun foram adequadamente avaliados para que se possa fazer qualquer afirmação quanto à sua eficácia prática, particularmente em bovinos, como se sabe nos relatórios favoráveis (KAEMMERER, 1958; STOBER, 1958; RITTER, 1959; JOHANNES, 1960; EHLERS et al., 1968} ROSENBERGER et al., 1968; MANGLES, 1969; FESSL, 1970 e HEMPEL, 1970).

Em estudos anteriores, foram registadas algumas alterações bioquímicas após a administração de Combelen e Rompun. No entanto, estes relatórios não referem o efeito destes medicamentos no parênquima hepático ou noutros órgãos.

O objetivo desta investigação é estudar o comportamento da atividade de algumas enzimas séricas após a administração de doses terapêuticas de Combelen e Rompun. Além disso, o estudo é dedicado à análise de outros constituintes do soro, possivelmente afectados pela aplicação destes medicamentos.

MATERIAL E MÉTODOS

A presente investigação foi efectuada em 20 búfalos (Bos bubalus) clinicamente saudáveis de diferentes idades (2-7 anos), peso (200-400 kg) e ambos os sexos (8 fêmeas e 12 machos).

Os animais foram divididos em 2 grupos:

Grupo 1: 10 animais (4 fêmeas e 6 machos) receberam uma dose terapêutica de Combelen i.m (0,3mg/ kg. b.w.) (solução a 1%).

Grupo 11: 10 animais (4 fêmeas e 6 machos) receberam uma dose terapêutica **de** Rompun i.m. (0,1 mg/ kg. b.w.) (solução a 2%).

Foram colhidas amostras de sangue da veia jugular antes, 1, 2 e 3 horas após a injeção em tubos de centrifugação para obter soro claro. Cada amostra de soro individual foi submetida aos seguintes exames bioquímicos:

1- Determinação da desidrogenase láctica, da fosfatase alcalina, do colesterol, da glucose, do cálcio, do fósforo inorgânico, da albumina, das proteínas totais, do sódio, do potássio e do cloreto, utilizando um analisador automático sequencial múltiplo modificado (SMA-12/60).

2- Determinação das transaminases glutâmico-oxaloacética (GOT) e glutâmico-pirúvica (GPT) por espetrofotometria, segundo o método de REIT MAH' e FRANKEL (1957).

Os dados foram submetidos a uma análise estatística de acordo com as indicações de SNEDEC0R e COCHRAN (1967).

RESULTADOS E DISCUSSÃO

Tabela 1. Média dos valores de algumas enzimas séricas em vários intervalos de tempo

Time			SGOT[a] FU/ml	SGPT[b] FU/ml	SLDH[c] mu/ml	SAP[d] mu/ml
Before injection		R	47. 72±0.92	14.04±1.96	443.2± 36.68	201.0±22.46
		C	51.52±1.11	21.92 ±1.31	803.0±25.50	200.6±30.68
After injection	1/2 h	R	44.64±2.20	13.00±1.57	428. 4±32.07	204.25±26.71
		C	44.75±1.67*	18.50±1.68	706.0±35.37	177.25±38.83
	1 h	R	49.40±1.27	15.16±2.22	447.2±39.73	194.5±25.94
		C	45.52±0.46*	19.72±5.61	745.6± 19.44	186.4 ±32.28
	2 h	R	44.06±1.24	12.36±1.16	436.0±38.43	192.5±23.36
		C	44.32±1.05*	17.52±1.87	704.4±26,66	186,40±31.74
	3 h	R	47.12±1.09	17.08±2.30	420.8± 38.46	183.5±22.23
		C	44.28±1.55*	20.52±1.14	732.0±37.41	192.40±31.53

a - Transaminase glutâmica oxaloacética sérica - unidade ftankel (FU) b - Transaminase glutâmica pirúvica sérica - unidade ftankel (FU) C - Desidrogenase láctica sérica - microgramas/ml (mu/ml) d - Fosfatase alcalina sérica - microgramas/ml (mu/ml) R - Rompun (0,1 mg/kg.bw.)

C - Combelen (0,3 mg/kg.bw.)

* - Significativo a P <0,01.

Tabela 2. Média dos valores de alguns constituintes bioquímicos séricos em vários intervalos de tempo

Constituents values		Before injection	After injection 1/2 h	1 h	2 h	3 h
Cholesterol mg%	R	133.0 ± 9.37	129. 0±11.03	125.8±10.22	126.2±10.69	139.6±11.05
	C	150.0±13.97	126.25±17.22	125.4±8.64	130.0±8.72	136.0±17.23
Glucose mg %	R	58.20± 8.40	61.25 ±1.40	71.40±4.05	84.80±5.28	80.0±6.62
	C	61.0±8.80	77.5±11.62	95.0±17.22	107.4±17.49	142.0±20.7*
Total Protein mg %	R	7.84±0.16	7.36±0.15	7.30±0.25	7.38±0.15	7.34±0.22
	C	8.24±0.45	7.70±0.21	7.88±0.24	7.56±0.23	7.70±0.32
Calcium mg%	R	9.08±0.16	6.8±0.15	9.02±0.15	8.82±0.11	8.64±0.10
	C	9.88±0.20	9.77±0.22	9.78±0.21	9.74±0.17	9.46±0.47
Inorganic Phosphorus mg%	R	8.10±0.08	8.32±0.14	8.36±0.25	8.32±0.13	7.82±0.28
	C	7.58±0.40	7.75±0.36	7.92±0.48	7.70±0.22	7.26±0.21

Potassium mEq/L	R	5.44±0.21	4.82±0.08	4.54±0.08	4.74±0.08	4.56±0.08
	C	6.22±0.29	5.78±0.21	5.62±0.17	4.83±0.28	4.52±0.16
Sodium Eq/L	R	137.0±0.72	139.0±1.42	133.6±2.16	137.7±1.21	133.0±1.93
	C	150.0±2.31	150.0±2.38	151.8±2.45	150.25±3.02	150.4±2.32
Chloride mEq/L	R	85.5±5.25	99.0±0.00	-------------	100.0±0.00	-------------
	C	101.0±0.33	101.0±0.33	101.0±0.33	100.0±1,15	100.0±0.99

R- Rompun(0,1 mg/kg).

C- Combelen (0,3 mg/kg).

*- PC0.01

RESULTADOS E DISCUSSÃO

A partir da natureza dos registos supra (quadros 1 e 2), é evidente que a função hepática e outros parâmetros séricos vitais foram ligeiramente influenciados pela ação do Comblen ou do Rompun nos búfalos. No entanto, seria bastante difícil, sem mais investigações, interpretar as alterações demonstradas em alguns dos constituintes do soro, por exemplo, a diminuição da atividade GOT sérica no caso do Combelen, o aumento acentuado do nível de glucose sérica com ambos os medicamentos e as alterações subsequentes no nível de cálcio sérico e de fósforo inorgânico com ambos os medicamentos.

Além disso, o efeito destes fármacos no equilíbrio eletrolítico do soro, bem como na albumina sérica e nas proteínas totais, pode possivelmente ser atribuído ao aumento da permeabilidade capilar durante a ação dos fármacos. FOUAD (1963); EL-AMROUSI e SOLIMAN (1965); MONZALY at al. (1972) discutiram estas alterações em vários animais domésticos.

REFERÊNCIAS

Ahlers, D.,H. Frerking e EL True, (1968): Prufung des neuen Anaesthetikus Rompun in der Gynakologie und Euterchirurgie beim Rind. Dt tierarztl. Wschr. 22, 578.

El-Amrousi,S. e M.K Soliman (1965): Alguns estudos hematológicos e bioquímicos após a administração do tranquilizante Ro-5-2807 em búfalos egípcios. Indian Vet. J. 42, 301.

Fessl, L., (1969): Zur Combelen - Sedierung von Pferd fur die orthopedische Huf und Klauenbehandlung. Vet. Med. Nachr., 41, 313.

Fouad, K., (1963): Die Einwerlamg von Combelsn und Polamivet auf das Hundes, Berl. Munch, tierarztl. Wschr., 76, 148 - 151.

Fouad, K. and M. Shokry, (1973); Comparative Studies of Tranquillizers and Sedatives in Buffaloes. Vet. Med. Rev., 4, 332.

Hempel, E., (1970): BeitragzurVeitragHchkeit und Anwendungsmoglichkeit von Rompun beim Rind, Dtsch.tierarztl. Wschr., 77, 5, 109.

Johannes, G., (1961): Untsrsuchungen uber die Vertragliehkeit , Wirkung, Dosierung und praktische Anwendung des Phenothiazinderivatives Combelen (Propionylpromazine) Bayer, beim Rind. Inaug. Diss. Hannover.

Kaeramerer, K., (1958): Versuche mit Combelen and Saugetieren. Vet. Med. Nachr 2,71.

Mangles,H., (1969): Vorlaufige Mitteilungen uber die Anwendung von Bay Va 1470bei der Klauenbehandlung des Rindes. Berl. Munch, tierarztl. Wschr_e 6, 102.

Monzaly,M.,El-Amrousi e M.H. El-Gindi, (1972): Alguns Aspectos da tranquilização e Anestesia na Cabra. Zbl. Vet. Med. A, 19,219 - 228.

Reitman, S. e S. Frankel, (1957): A colorimetric method for determination of serum glutamic oxaloacetic and glutamic pyruvic transaminase. Am, J. Clin. Path, 28, 56.

Ritter, H., (1959): CombeleninderBullenpraxis. Vet. Med. Nachr. 2, 72.

Rosenberger, G., Hempel e M. Baumeister, (1968): Beitrag zurWiikungund den AnwendungsmogHchkeitendes Praparates RompunbeimRind Dtsch. Tierarztl Wschr.22, 572.

Snedecor, G.W. e W,G. Cochran (1967): StatisticalMethods,6th Edition, The Iowa State University, Press, .USA.

Stober, M,(1958): Uber die Witkung Anwendung neurer Phenolhiazinderivate beim Rind. Dtsch HerarztL Wschr. 6} 229.

CAPÍTULO 3

DOMOSEDAN[R] (DETOMIDINA HCI) SEDAÇÃO E ANALGESIA EM BÚFALOS EGÍPCIOS
5th Actas do Congresso Mundial de Búfalos, Caserta, Itália, 1997, 663.

Resumo

A Detomidina HCI, o sedativo e analgésico, foi testada em 15 búfalos egípcios. As propriedades sedativas e analgésicas foram estudadas utilizando diferentes doses (20,30,40,50 e 60 pg/kg de peso corporal) por via intramuscular. O início e a duração da ação do fármaco foram registados. Foram investigados os parâmetros das funções fisiológicas (temperatura corporal, frequência cardíaca, frequência respiratória e motilidade ruminal). O efeito sedativo da Detomidina foi demonstrado com doses mais baixas (20 e 30 pg/kg de peso corporal), enquanto a analgesia foi conseguida com doses mais elevadas (40,50 e 60 fig/kg de peso corporal).

[R] Domosedan, desenvolvido e fabricado por faroms Group Ltd. Turku, Finlândia

Introdução

A detomidina HCI é *um* potente α 2-adrenorreceptor[1] , utilizado como sedativo e analgésico em equídeos e bovinos.

No Egito, os búfalos ocupam uma posição de destaque entre os animais de criação. O temperamento feroz e indócil dos búfalos leva os veterinários a procurar sempre meios farmacológicos de segurança.

Por conseguinte, o objetivo deste trabalho é avaliar os efeitos sedativos e analgésicos da Detomidina HCI em búfalos.

Materiais e métodos

Foram utilizados neste trabalho três búfalos (2 fêmeas e um macho) com idades compreendidas entre os 3 e os 9 anos e com um peso de 250-550 kg. Estes búfalos eram clinicamente saudáveis. Foram efectuados cinco ensaios em cada animal com um mínimo de 2 semanas de intervalo. Estes búfalos foram divididos em 5 grupos. A solução de Detomidine HCI (10 mg/ml) foi administrada por via intramuscular a cinco grupos de 3 indivíduos a taxas de dose (20,30,40,50 & 60 (.ig/kg bwt. i.m).

Foram registados o início e a duração do efeito sedativo do medicamento, bem como os sinais clínicos manifestados pelo animal. Registou-se o efeito do medicamento sobre a temperatura corporal, a frequência cardíaca, a respiração e a motilidade ruminal.

Foram adoptados determinados critérios para reconhecer o grau de sedação e analgesia do fármaco utilizado no corpo do animal antes e depois da administração, por exemplo, exame dos olhos e da boca, tração, despreocupação com o ambiente e abolição do medo. O grau de analgesia foi avaliado por um método de picada de agulha e por beliscões com pinças de polegar na região do flanco em diferentes momentos após o início da ação do medicamento[7] .

Foram colhidas amostras de sangue venoso em frascos contendo EDTA antes e 1/4, 1/2 e 11/2 horas após a injeção para determinação da contagem total de hemácias e leucócitos, PCV e teor de hemoglobina. Foram também colhidas amostras de soro sanguíneo para determinação do aspartato e da alanina amino transferase (AST e ALT) séricos, do azoto ureico no sangue, da creatinina sérica e das proteínas totais.

Resultados

O início, a duração da sedação e da analgesia e o tempo de recuperação estão ilustrados na Tabela 1. Os sinais clínicos de sedação demonstrados foram a secura do focinho, a lambedura com a língua, a salivação, a inclinação da cabeça, das orelhas e das pálpebras, a abolição do medo e do ressentimento, a fácil manipulação dos órgãos dos sentidos, a despreocupação com o meio envolvente e uma ligeira incoordenação dos membros posteriores.

Os búfalos sob o efeito da Detomidina nunca perderam a capacidade de se manterem de pé em todas as doses utilizadas. A duração da sedação e da analgesia aumentou concomitantemente com taxas de dose mais elevadas. O efeito do fármaco sobre a temperatura corporal, a frequência cardíaca, a respiração e a motilidade ruminal é ilustrado no Quadro 2.

Os movimentos ruminais não mostraram quaisquer alterações significativas em doses mais baixas. Doses mais elevadas de Detomidina causaram uma diminuição transitória significativa dos movimentos ruminais.

As alterações hematológicas após a administração de Detomidine HCI em búfalos em diferentes níveis de dose foram insignificantes. As medições bioquímicas do soro sanguíneo de certos valores mostraram alterações insignificantes.

Discussão

Verificou-se que a Detomidina HCI é um sedativo e analgésico eficaz e seguro em búfalos e pode ser considerada uma alternativa válida a outros medicamentos semelhantes.

A Detomidina HCI a níveis de dose (20,30 e 40 ug/kg) produziu uma sedação eficaz, enquanto os níveis de dose (50 e 60 ug/kg) produziram uma sedação profunda, bem como analgesia com durações variáveis. No entanto, alguns autores[6] utilizaram níveis de dose relativamente mais baixos (10-20 ug/kg) de Detomidina para produzir sedação e analgesia satisfatórias em bovinos. De igual modo, outros autores utilizaram níveis de dose mais baixos (10-20 ug/kg) para produzir sedação profunda e analgesia em cavalos.

A utilização de doses tão elevadas em búfalos pode ser atribuída às peculiaridades morfológicas e fisiológicas desta espécie animal.

No presente trabalho, foi observada uma intensificação concomitante dos efeitos sedativos e analgésicos ao aumentar a taxa de dose. Foram registados resultados semelhantes em cavalos e burros[4] .

Apesar da utilização de doses mais elevadas (40 e 60 ug/kg) de Detomidine HCI em búfalos, estes mantiveram a sua capacidade de permanecer em pé. Este fenómeno confere à Detomidina uma vantagem em relação a outros fármacos semelhantes que causam recumbência mesmo com doses mais baixas.

A Detomidina HCI produziu bradicardia em búfalos em todos os níveis de dose. Este facto é consistente com os relatados em cavalos[8] e em burros[4] . A este respeito, alguns autores[2] concluíram que a bradicardia é causada tanto por bloqueio cardíaco aterioventricular de segundo grau como, durante um período considerável, por bloqueio sinoatrial.

A Detomidina HCI causou também um ligeiro aumento da frequência respiratória nos búfalos, que regressou aos valores normais após a recuperação. Por outro lado, foi registada uma depressão respiratória após administração de Detomidina em bovinos[9] .

É dada uma atenção considerável ao efeito da Detomidina HCI na motilidade ruminal dos búfalos, que não tinha sido influenciada com doses mais baixas. Embora o seu efeito tenha sido muito ligeiro e transitório com doses mais elevadas. Além disso, a motilidade ruminal recuperou a normalidade após a recuperação. Embora o Detomidine HCI seja um membro da mesma família de fármacos que a xilazina, foi referido que a xilazina deprime a motilidade gastrointestinal e ruminal em ruminantes com subsequente timpanismo[9] .

O efeito analgésico da Detomidina em búfalos só foi observado com doses mais elevadas (40, 50 e 60 ug/kg) após um período médio de 10 minutos.

A administração de Detomidine HCI em búfalos não mostrou quaisquer alterações hematológicas significativas. Além disso, as medições bioquímicas séricas relativas às funções hepática e renal também não revelaram quaisquer alterações significativas. Este facto é consistente com os relatados em burros[4] .

Quadro (1)

Group & doses	Onset (min)	Duration of sedation (min)	Duration of analgesia(min)	Recovery time (min)
(1) 20 ug	8.6 ±0.6	18.3 ± 1.69	No. analgesia	25 ± 0.96
(2) 30 ng	8.3 ±0.9	26.6 ± 1.69	No. anaglesia	34 ± 1.98
(3) 40 ug	8.3 ±0.9	35 ±2.94	23 ± 1.89	44 ± 0.73
(4) 50 ug	7.3 ±0.3	50 ±2.94	30 ±2.45	61 ±2.67
(5) 60 ug	7.3 ±0.6	63 ±3.46	45 ±3.32	76 ±4.57

Quadro (2)

Group & doses	Time (min)	Heart/ beats/min	Respiatory rate/ min	Body temp. (°C)	Ruminal movement (3/ min)
	0	50.0 ±2.89	13.3 ±0.55	37.6 ±0.11	2 ±00
Group 1	15	26.6± 3.47 *	14.0 ±0.96	37.8 ±0.12	2 ±00
20 ug/kg	30	31.6 ± 2.73	14.0 ±0.96	37.9 ±0.133	2 ±00
	60	37.3 ± 1.94	. 14.3 ±0.27	38 ± 0.11	2 ±00
	0	53.3 ±5.54	13.3 ±0.55	38.2 ±0.11	2 ±00
Group 2	15	26.3 ±2.46*	15.3 ±0.55	38.4 ±0.13	2 ±00
30 ug/kg	30	35.5 ±3.08*	15.3 ±0.55	38.5± 00	2 ±00
	60	39.0 ±3.58	14.0 ±00	38.6 ±0.11	2 ±00
	0	55.0 ±2.40	13.3 ± 1.46	38.0 ±00	2 ±00
Group 3	15	31.6 ±4.08*	14.6 ±0.55	38.3 ±0.11	2 ±00
40 ng/kg	30	36.0 ±3.33*	14.6 ±0.55	38.3 ±0.12	2 ±00
	60	45.0 ±2.80	15.3 ± 1.46	38.6 ±0.11	2 ±00

	Duração				
	0	50.0 ±4.80	15.3 ± 1.11	37.9 ±0.11	2.66 ±0.33
Group 4	15	27.0 ±2.20 *	17.3 ±1.11	38.1 ±0.17	2.66 ±0.33
50 ug/kg	30	30.6 ±3.08	17.3 ± 1.11	38.2 ±0.12	1.66 ±0.33
	60	37.3 ±3.26	17.3 ±1.11	38.5 ±0.26	1.66 ±0.33
	90	39.6 ±0.32	16.0 ±0.96	38.4 ±0.13	2.66 ±0.33
	0	51.6 ±4.99	18.0 ±0.96	38.0 ±0.11	3 ±00
Group 5	15	23.3 ±0.99*	19.3 ± 1.11	38.2 ±0.12	1 ±00
60 ug/kg	30	24.6 ± 1.54	23.3 ±2.93	38.6 ±0.29	1 ±00
	60	33.0 ± 1.66	24.3 ±2.89	38.8 ±0.17	2 ±00
	90	36.6 ± 1.82	18.6 ±1.11	38.7 ±0.17	3 ±00

*Altamente significativo (P < 0,01)

Quadro (3)

Valores bioquímicos de Scrum após injeção de Detomidina em cinco grupos de búfalos

Groups & doses	Du ration (minutes)				
	0	15	30	60	90
Group 1 (20 (ug/kg)					
AST (IU/L)	62.5 ± 3.1	58.4 ± 3.4	60 ± 3.1	61 ± 2.9	
ALT (IU/L)	12.4 ± 2.1	11.7 ±2.5	11.7 ±2.5	11.7 ±2.5	
BUN (mg%)	22.3 ± 2.09	24.7 ±0.75	24 ± 1.27	26 ± 1.27	
CRT(mg%)	1.1±0.1	0.86±0.14	0.7 ±0.1	1.1 ± 0.1	
Total Protein (gm/dL)	10.5 ±0.40	9.95±1.09	9.37±0.49	9.95±0.65	
Group 2 (30 [ug/kg)					
AST (IU/L)	63.4 ± 3.27	63.1±3.22.	61.0 ± 3.80	58.0 ±3.40	
ALT (IU/L)	14.3 ± 2.80	12.7±1.98	13 .4 ± 2.20	12.5 ±2.98	
BUN(mg%)	28.4 ± 2.80	30.4 ±2,81	31.0 ± 1.73	3 1.0 ±2.46	
CRT (mg%)	1.0±0.05	0.9±0.12	0.8 ± 0.05	0.8 ± 0.05	
Total Protein (gm/dL)	9.87±0.99	9.68±0.38	9.67±0.36	9.32±0.7l	
Group 3 (40 ug/kg)					
AST, (IU/L)	62.7 ±3.1	59.1 ±2.4	60.2 ±3.4	61.4 ± 2.6	
ALT (IU/L)	18.2±2.01	17.8 ± 1.46	17.1 ±2.7	18.1 ± 1.15	
BUhJ (mg%)	29.2 ± 2.96	27.2 ± 1.84	29.8 ± 2.33	28.1 ± 3.01	
CRT(mg%)	1.0±0.04	0.9±0.14	0.8±0.06	0.9 ± 0.05	
Total Protein (gm/dL)	9.94±0.63	8.56±0.47	9.86± 1.36	8.57± 0.94	
Group 4 (50 (ug/kg)					
AST (IU/L)	63,1 ± 3.7	36.0± 3.6	61.7±3.8	61.4 ± 2.9	61.4 ±2.9
ALT (IU/L)	15.3 ± 2.8	15.1 ±1.99	12.8 ±2.7	16.0 ± 1.78	16.0±1.98 34.0
BUN (mg%)	35.5 ± 2.38	36.0 ± 1.86	32,7 ±2.61	37.3 ± 1.94	±3.46
CRT(mg%)	1.0±0.08	0.9±0.05	0.8 ± 0.06	0.9 ± 0.4	1.1±0.1
Total Protein (gm/dL)	10.25±1.45	l0.27±0.74	9.36±0.69	9.68±0.76	9.73±0.59

Group 5 (60 ug/kg)					
AST (IU/L)	61.2 ±4.1	60.0±3.4	59.0 ± 3.7	6.23 ± 3.4	62.0 ± 2.9
ALT (IU/L)	17.8 ± 2.5	17.2 ±2.3	18.3 ±2.01	16.9 ±2.9	16.9 ± 2.7
BUN(mg%)	39.1 ± 1.87	39.1 ± 1.22	38.6 ± 1.08	37.5 ± 2.07	37.2 ± 2.98
CRT (mg%)	1.0±0.1	0.9±0.14	0.8 ±0.1	0.9±0.08	1.1 ±0.1
Total Protein (gm/dL)	10.94± 1.47	9.99±0.96	8.82±0.51	8.76±0,32	9.66 ± 0.33

Quadro (4)

Valores hematológicos após injeção de Detomidina I/M em búfalos

Group& Dose	Time min	Hb (gm%)	PCV %	RBCs xlO⁶ ul	WBCs xlO³ ul	Neut %	Lymph *%	Monocytic %*	Eosino
	0	4.2±1.31	2.6±0.96	5.42±1.17	11.33±1.44	35.6±1.12	61.3±2.42	0	0
Group	15	8.3±0.11	2.5±0.48	4.55±1.23	11.62±1.12	36.3±1.22	63±1.68	0	0
20ug/kg	30	8.5±0.14	25.3±0.27	4.94±1.13	9.88+1.11	36±1.23	62.3±1.69	P	0
	60	8.6±0.13	25.3±0.55	4.79±1.26	10.52±1.68	37±1.22	57.3+2.36	0	0
	0	9.1+1.27	27.3+0.55	5.11±1.11	10.2±1.56	40.2±1.42	58.3+1.77	0	0
Group	15	8.6±1.16	26.4±0.27	4.52±1.19	9.74±1.54	38.7±1.51	60.2±2.11	0	0
30ug/kg	30	8.8±0.99	25±1.11	4.79±1.31	9.84±1.20	41.1+1.ll	57.1±1.33	0	0
	60	8.7±0.63	26.3±0.73	4.88±1.21	9.71±1.46	44±2.13	55.1±1.04	0	0
	0	8.9+1.21	27.3±0.55	5.09±1.33	10.82±1.26	45.1±2.22	53.2±1.14	0	0
Group	15	8.5+1.17	27.0+0.48	4.39±1.12	9.97±1.36	46.3±1.17	52.3+1.27	0	0
40ug/kg	30	8.6±1.18	27.3±0.27	4.32+1. 15	10.2±1.48	43.0+2.13	55.4±1.18	0	0
	60	8.6±1.11	27±0.48	4.80±1.24	10.1+1.28	41.4±1.32	57.2±0.99	0	0
	0	9.3±1.14	27.0+1.48	5.17±1.11	9.26±1.57	47.1±2.11	51. 1+0.99	0	0
Group	15	8.7±1.12	25.3+0.55	4.83±1.21	9.02±1.37	45.2±1.24	53.0+1.12	0	0
50ug/g	30	8.5±1.11	25±1.14	4.52±1.24	9.49±1.11	46.3±1.17	52.7±1.33	0	0
	60	8.7+1.11	26±0.48	4.55±1.18	9.90±1.14	44.2±1.77	54.8±0.99	0	0
	90	9.0+1.18	26±0.48	4.49±1.16	9.53±1.31	41.9±2.114	57.2±1.12	0	O'
	0	9.1±1.11	26±1.I2	5.06±1.22	10.6±1.35	38.1±1.19	59.2+1.02	0	0
Group	15	8.6±2.33	25.3±0.73	5.01+1.32	9.78±1.22	39.0±1.14	55.1±0.99	0	0
60/kg	30	8.3±1.27	25.3±0.73	4.82+1. 17	9.65±1.29	37.3+1.15	61.2±1.44	0	0
	60	8.7±1.12	26.3±0.98	4.73±1.15	9.43±1.35	38.4±2.01	60.8±1.18	0	0
	90	8.7±1.12	26.0±0.00	4.79+1.25	9.88±1.31	39.1±0.99	55.7±0.99	0	0

Referências

1. Virtanen, R. e Mac Donald, E. (1985):

Comparação dos efeitos da detomidina e da xilazina em algumas respostas mediadas pelos adrenoceptores α_2 - no sistema nervoso central e periférico. Eur. J. Pharmacol, 115 : 277-284 .

2. Clark, KW. e P.M. Taylor (1986):

Detomidina : Um novo sedativo para cavalos .Equine Vet. J. 18; 5: 366 - 370.

3. Mari,0. e T. Katila (1988) :

Detomidina (Domosedan) em potros: efeitos sedativos e analgésicos. Equine Vet. J., 20(4) : 327 - 330.

4. Mostafa, M.B., Farag, K. A., S.T. El-Zomor e M.M. Bashandy(1995): Os efeitos sedativos e analgésicos da detomidina (Domosedan) em burros. Zbl. Vet. Med. (A) 42, 351-356 .

5. Garcia, O.H., Errecalde, C. e Prieto, G. (1989):

Efeitos sedativos e analgésicos da detomidina em vitelos .

Archives de Medicina Veterinaria (Chile), V. 21 (2).P. 173-176 .

6. Gordini, R., Nisoli, L.G.C., Vigo, D. e Chivassa, G. (1989):

Ensaios clínicos sobre a utilização da detomidina como analgésico em bovinos. Obiettivi -e- Documenti - Verinari (Itália), V. 13(5).P.77-79 .

7. Kerr, D.D., E.W. Jones, K. Huggins e W. C. Edwaeds (1972): Efeitos sedativos e outros da xilazina administrada por via intravenosa a cavalos. Am.J. Vet. Res., 33, 525 - 532 .

8. Short, Ch. E., (1992): As respostas ao uso de detomidina (Domosedan) nos cavalos.

Wien. Tierarztl. Mschr. 79, 2 - 12 .

9. Short, Ch. E., (1987): Principle and Practice of Veterinary Anaesthesia.

Waverly Press. Inc., EUA, P. 52 .

CAPÍTULO 4

ANESTESIA ESPACIAL EM BÚFALOS

M.SHOKRY

A anestesia espacial (regional) consiste na dessensibilização de uma determinada região através do bloqueio do(s) nervo(s) principal(is) que alimenta(m) essa região por um agente anestésico local. É considerada o procedimento anestésico de eleição em bovinos, uma vez que a anestesia geral está associada a um risco acrescido de complicações como inchaço, regurgitação e pneumonia por aspiração. Por conseguinte, são preferidas as intervenções cirúrgicas sob anestesia espacial em animais de pé em condições de campo. Este tipo de anestesia tem a vantagem de utilizar anestésicos locais de menor toxicidade e custo. Os búfalos têm um temperamento frágil, pelo que a sedação e a analgesia podem ser combinadas com a anestesia espacial.

A anestesia espacial em búfalos é utilizada em muitos procedimentos cirúrgicos desejáveis em muitas regiões. As técnicas anestésicas espaciais que se seguem são habitualmente praticadas:

CAPÍTULO 5

Anestesia paravertebral em búfalos

Zbl. Vet.Med.A, 23,85-88(1976)

Endereço de correio eletrónico: mshokry(£),cu.edu.eg (M.Shokry)

A anestesia paravertebral tem sido o procedimento anestésico de eleição para os bovinos nas operações cirúrgicas em que a anestesia geral não é necessária ou não é adequada.

Os bovinos são considerados particularmente bons para a anestesia paravertebral em procedimentos como a laparotomia, a rumenotomia e a cesariana que envolvam a região do flanco.

A anestesia paravertebral em bovinos tem sido objeto de numerosos trabalhos, nomeadamente sobre a sua aplicação e vantagens (FARQUHARSON, 1940; KALCHSCHMIDT, 1948; BRAIN, 1949; MAGDA,1949; SCHEIBER, 1955; CAKALA,1961).

Como não há informações disponíveis sobre a sua utilização em búfalos, que são de grande valor económico como animais de criação no Egito, decidimos avaliar a sua eficácia.

Considerações anatómicas

O estudo anatómico da zona do flanco do búfalo (Fig. 1) revelou que esta é irrigada pelo último nervo torácico e pelos três primeiros nervos lombares. Estes nervos distribuem-se pelos músculos, pele e peritoneu da zona do flanco de forma semelhante aos nervos dos bovinos (SCHALLER, 1956; WALTER, 1959). No entanto, existem algumas diferenças no que respeita à posição de cada tronco nervoso após a saída do respetivo forame intervertebral em relação a determinados pontos de referência.

As vértebras torácicas e lombares dos búfalos são muito maiores do que as dos bovinos e têm processos transversos relativamente mais longos e forames intervertebrais duplos (Fig. 2). Além disso, os processos espinhosos são mais largos e mais compridos, com os cumes muito espessos.

Nestas circunstâncias, a posição de cada tronco nervoso foi encontrada mais profundamente à saída do forame intervertebral do que nos bovinos, por exemplo, no búfalo adulto, a uma profundidade de cerca de 8 cm no caso do último nervo torácico e dos três primeiros nervos lombares.

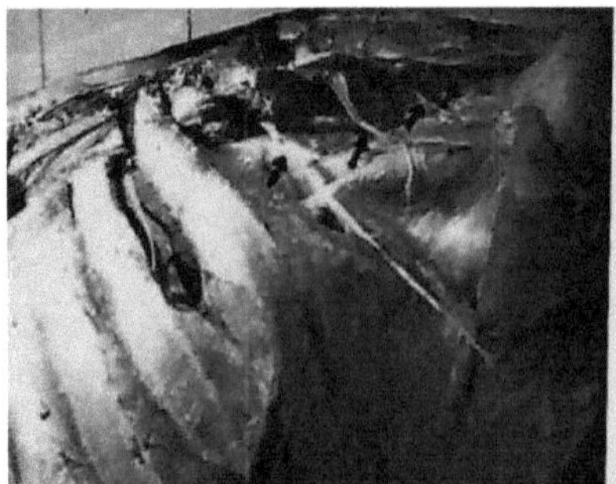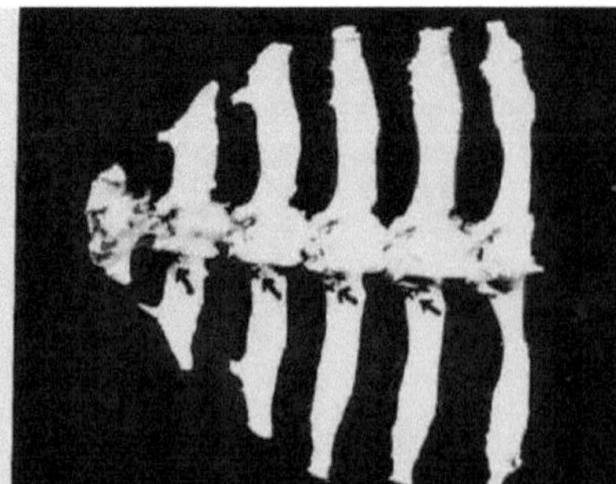

Fig. 1. A posição do 13th nervo torácico e dos três primeiros nervos lombares no búfalo (setas) (vista profunda)

Fig.2. Os corpos das vértebras lombares demonstrando os forames intervertebrais duplos (vista lateral)

Material e técnica

Este estudo foi efectuado em 20 búfalos. Foram utilizadas seringas, agulhas e solução anestésica esterilizadas.

Devido ao temperamento do búfalo, foi necessário prender o animal numa esteira e tapar os olhos com persianas. Os tranquilizantes foram evitados, uma vez que podem dissimular a ação da anestesia ou influenciar a posição do animal.

Os locais de injeção foram limpos e desinfectados por métodos de rotina. Foi considerado preferível perfurar a pele com uma agulha curta e robusta de grande calibre (2 cm-16 gauge) no local da injeção. Uma agulha longa e fina (12 cm-22 gauge) foi introduzida através da primeira. Estas punções cutâneas eram essenciais para evitar a dobragem e o bloqueio da agulha longa e fina.

Foi utilizada procaína HCl a 2% ou 5% e foram injectados 20 ml ao longo do trajeto de cada nervo. O início e a duração da anestesia foram registados. Foram realizados seis ensaios utilizando os pontos de referência de FARQUHARSON (1940) para a infiltração do nervo torácico 13th e dos três primeiros nervos lombares seguintes, com a exceção de que os pontos de injeção foram cerca de 3 cm laterais à linha média e a uma profundidade de cerca de 8 cm.

A técnica referida por HICKMAN (1953) foi também experimentada em 12 búfalos. Depende da inserção vertical da agulha para marcar o contacto com o bordo anterior do processo transverso lombar específico, sendo depois redireccionada para a frente, sobre o bordo do processo e avançada até se sentir que penetra no ligamento intertransverso (Fig. 3).

Em dois búfalos, a solução anestésica foi injectada profundamente sob o ligamento transverso da vértebra lombar em questão (MAGDA, 1949).

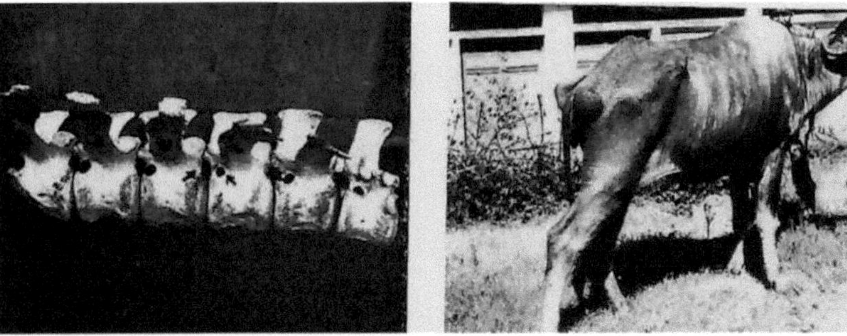

Fig. 3. Vértebras lombares de búfalos mostrando os pontos de inserção da agulha. (Vista dorsal)

Fig. 4. Analgesia do lado direito do búfalo

Resultados

Utilizando estas técnicas, verificou-se que o método de HICKMAN é preferível para induzir a anestesia paravertebral no búfalo.

20 ml de solução de procaína HCl a 5% foram considerados mais eficazes do que uma concentração de 2%. Em alguns casos, o efeito anestésico teve início imediatamente após a injeção. A analgesia completa desenvolveu-se em 10 minutos e durou 90 minutos.

A inclinação da linha das espinhas em direção ao lado anestesiado, juntamente com o aumento da temperatura da pele nos locais de injeção, tal como referido por FARQUHARSON (1940) e HICKMAN (1953) em bovinos, também foi considerada como critério para uma analgesia paravertebral bem sucedida em búfalos (Fig. 4).

Discussão

Os resultados indicam a eficácia da anestesia paravertebral em búfalos. O método relatado por HICKMAN (1953) é o mais adequado.

Utilizando a técnica de FARQUHARSON, não foi fácil determinar com exatidão a profundidade necessária para atingir os nervos específicos. Nalguns casos, a agulha penetrava na aorta, especialmente quando se trabalhava no lado esquerdo do animal. Esta complicação foi também registada por SCHREIBER (1955).

Utilizando a técnica de HICKMAN, é possível abordar facilmente o nervo específico quando o contacto é feito primeiro com o bordo anterior do processo transverso lombar. Dado que as vértebras torácicas e lombares têm corpos maiores e processos espinhosos mais longos, a injeção deve ser feita mais profundamente (8 cm) do que FARQUHARSON (1940) recomenda para o gado (5 cm).

Embora a técnica de MAGDA (1949) seja considerada mais satisfatória, mais fácil e mais segura em bovinos, conforme relatado por CAKALA (1961), a sua adaptação aos búfalos não foi bem sucedida, possivelmente devido aos processos transversos comparativamente mais longos.

Enquanto FARQUHARSON (1940) e CAKALA (1961) utilizaram 2% de procaína HCI, SCHREIBER (1955) utilizou uma solução de 6% de procaína HCI para bovinos. Os nossos resultados mostraram a superioridade de 5% em relação a 2% de procaína HCI.

Este método de anestesia revelou-se de utilidade prática numa laparotomia e em dois casos de rumenotomia.

Resumo

Vinte búfalos foram utilizados em ensaios de anestesia paravertebral. A técnica de HICKMAN deu os resultados mais consistentes. Foram injectados 20 ml de solução de procaína HCI a 5% em cada tronco nervoso.

Zusammenfassung

Anastesia paravertebral em búfalos

Foram efectuadas 20 análises paravertebrais em 20 animais. O método de HICKMAN deu os melhores resultados. Foram injectados 20 ml de Procaína-HCl (5%) em cada nervo comprimido.

Currículo

Anestesia paravertebral em búfalos

Foram efectuadas anestesias paravertebrais em 20 búfalos. O método de HICKMAN deu os melhores resultados. Foram injectados 20 ml de procaína-HCl (5%) em cada tronco nervoso.

Resumo

Anestesia paravertebral em búfalos

Foram efectuadas anestesias paravertebrais em 20 búfalos. A técnica segundo HICKMAN deu os resultados mais satisfatórios. 20 ml. de solução de clohidrato de procaína a 5% foram injetados em cade tronco nerviosa.

Referências

BRAIN, P.G.P.,1949: Algumas observações sobre a técnica de anestesia paravertebral. Vet. Rec. *61,* 88.

CAKALA, S.,1961: Uma técnica para anestesia lombar paravertebral em bovinos. Cornell Vet. 51, 64.

FARQUHARSON, J., 1940: Anestesia paravertebral lombar na espécie bovina. J.A.V.M.A. *97,* 54-57.

HALL, L.W., 1966: Wright's Veterinary Anesthesia and Analgesia. 6th ed. Londres, Baillere, Tindall e Cassell.

HICKMAN, J., 1953: Citado por HALL, 1966.

KALCSCHMIDT, H.G., 1948: Zur Leitungsanasthesie bei Laparotomien beim Rind. Tierarztl.Umsch. *3,* 237.

MAGDA, I.I., 1949: Prowodinkowaja anestiezja pri opieracijach na ziwotie knupnogo Rogatogo skota. Sov. Vet. 16, 96.

SCHALLER, O.,1956: Die periphere sensibile Innervation der Haut am Rumpfe des Rindes. Wien. Tierarztl.Mschr. *43,* 534.

SCHREIBER, J., 1955: Die anatomischen Grundlagen der Leitungsanasthesie beim Rindes. Wien. Tierarztl. Mschr.42, 129 e 471.

WALTER, P.,1959: Die Innervation der Flankengegend des Rindes. Tierarztl. Umsch. 14, 302.

CAPÍTULO 6

Anestesia regional paravertebral guiada por ultrassom em búfalos

Jornal da Ciência do Búfalo, 2012,1, 107-109

Endereço de correio eletrónico: mshokry@cu.edM.eg (M.Shokry)

RESUMO

Nas últimas décadas, a utilização do ultrassom (US) para guiar a colocação da agulha durante o bloqueio do nervo espacial está agora bem estabelecida em pacientes humanos [1-3].

Ao visualizar os nervos e outras estruturas anatómicas em tempo real com a ajuda da ultrassonografia, a dose de anestésico local pode ser reduzida e podem ser evitadas complicações como a injeção intravascular ou a administração intraneural [4].

Os bloqueios paravertebrais são muito mais promissores para as técnicas guiadas por ultrassom devido à melhor visualização dos nervos envolvidos [5]. A orientação por ultrassom para localização de nervos durante o bloqueio de nervos periféricos ganhou considerável popularidade em todo o mundo. Grande parte dessa popularidade é atribuível a várias vantagens importantes da visualização em tempo real em comparação com a técnica tradicional baseada em pontos de referência [3].

O bloqueio regional paravertebral (BRP) tem sido o método anestésico de escolha para procedimentos cirúrgicos como laparotomia, rumenotomia e cesariana envolvendo a região do flanco em búfalas [6]. No entanto, devido à idade e ao tamanho, a dificuldade em estabelecer pontos de referência fiáveis dos nervos espinhais alvo (13th torácicos, $1°$ e $2°$ nervos lombares) que irrigam a região do flanco, foi a razão para realizar este estudo. Por conseguinte, o objetivo deste estudo é proporcionar uma colocação precisa do anestésico local sobre cada nervo espinal, utilizando a orientação por ultra-sons em búfalos.

MATERIAIS E MÉTODOS

O estudo anatómico anterior da região do flanco em búfalos, efectuado por Said *et al.* [6], foi tomado como referência para o rastreio por ultra-sons dos nervos paravertebrais que irrigam a região do flanco, ou seja, o 13° nervo torácico, o 1° e o 2° nervos espinais lombares nas suas saídas das foraminas intervertebrais.

Este estudo foi realizado em 4 búfalos (2 adultos e 2 vitelos). Neles, foram realizados 12 ensaios de bloqueio do nervo paravertebral guiados por ultrassom. Uma sonda de ultrassom linear de 6 MHz (Toshiba, just vision 200) foi usada para obter imagens dos nervos paravertebrais anteriores. Uma agulha espinhal 20-gg de 12 ml também foi usada no procedimento.

Devido ao temperamento dos búfalos, cada búfalo foi fixado num suporte e sedado com xilazina a 2% numa dose i.m de 0,1 mg/kg [7]. Os locais de injeção na região do flanco esquerdo foram cortados e desinfectados por métodos de rotina e o gel de acoplamento foi distribuído sobre a pele da área-alvo na qual se encontram os troncos nervosos em causa. As imagens de ultrassom foram apresentadas como um único plano sagital com ligeira inclinação posterior, usando os pontos de referência originalmente descritos por Said et *al.* [6].

Para o 13° nervo torácico, entre o último processo transverso torácico e o 1° processo transverso lombar, logo atrás da última costela, e para o 1° e 2° nervos lombares, entre os processos transverso lombares sucedidos, lateralmente à linha média. A agulha espinhal foi então introduzida no plano da imagem US sobre e perto do tronco nervoso específico visualizado e foram injectados 5 ml de lidocaína a 2% na vizinhança de cada tronco nervoso (Figuras 1 e 2).

A área do flanco esquerdo foi então avaliada quanto à analgesia por picada de agulha e beliscão com uma pinça de artéria (Figura 3).

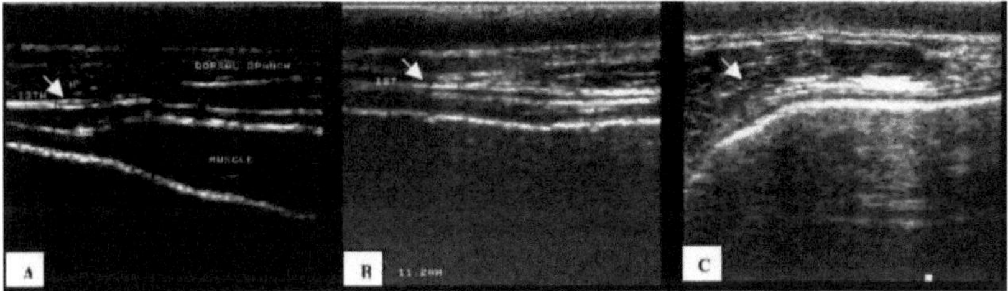

Figura 1: Imagem ultra-sonográfica do 13º nervo torácico **(A)**, do 1º nervo lombar **(B)** e do 2º nervo lombar com uma sonda linear (6MHz) colocada num plano sagital sobre os processos lombares intertransversos com ligeira inclinação posterior.

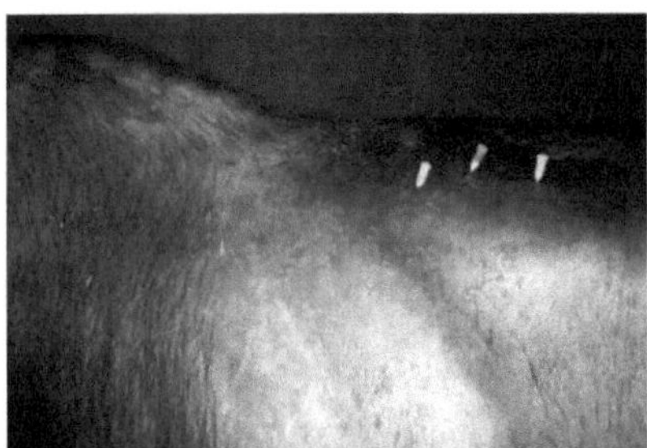
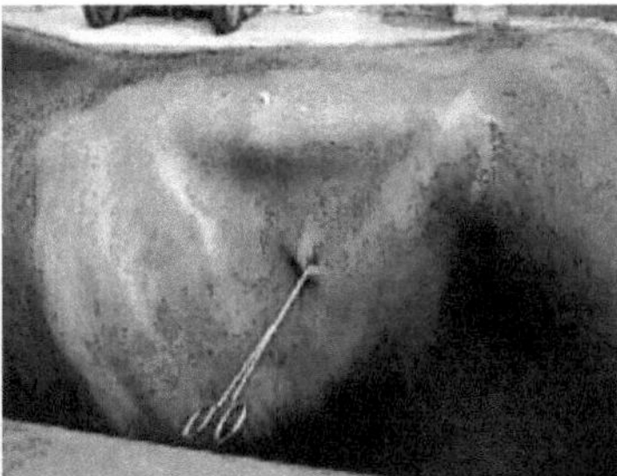

Figura 2: As agulhas nos locais de injeção
Figura 3: Avaliação da analgesia do flanco.

RESULTADOS

A anestesia satisfatória da região do flanco esquerdo foi alcançada em 2 minutos após a injeção e durou 120 minutos. Em comparação com a técnica baseada em pontos de referência, a utilização de ultra-sons melhorou consideravelmente a taxa de sucesso da analgesia regional do flanco com quantidades mínimas de anestésico local. Não foram registadas complicações em todos os ensaios.

Os resultados actuais acrescentam outra utilidade potencial dos ultra-sons no campo da anestesia regional em animais.

DISCUSSÃO

A analgesia bem sucedida da região do flanco em búfalos de água foi conseguida em todos os ensaios após bloqueios paravertebrais guiados por US. Não foram demonstradas complicações. A técnica foi uma injeção simples e precisa sobre e perto do tronco nervoso específico visualizado. As doses e a concentração do anestésico local (5 ml de anestésico local a 2%) foram muito baixas em comparação com as doses e a concentração utilizadas na injeção cega de rotina (20 ml de anestésico local a 5%) [6]. A este respeito, o bloqueio de nervos guiado por US é utilizado rotineiramente com grande sucesso em pacientes humanos [5, 8-10],

Recentemente, a introdução de agulhas de ultrassom melhoradas é de grande ajuda para melhorar a visibilidade da agulha durante a anestesia regional guiada por ultrassom [11],

CONCLUSÃO

Este estudo comprova a segurança e a eficácia da anestesia regional do flanco guiada por ultra-sons em búfalos através da administração precisa de pequenas quantidades de anestésico local com uma agulha perto dos nervos espinais alvo (13º torácico, 1º e 2º lombares).

REFERÊNCIAS

[1]   Gray AT. Guiado por ultrassom. Anesth 2006; 104: 368-73. http://dx.doi.org/10.1097/00000542-200602000-00Q24

[2]   Hamon D, Hearty C. Guiada por ultra-sons. Pain Physician 2007; 10: 743-46.

[3]   Gorthi V, Moon JH, Kang JH. Ortopedia guiada por ultra-sons. 2010; 16: 238-41.

[4]   Blanco R. Papel da ultrassonografia na técnica neuroaxial e troncular. 30º congresso anual da Sociedade Europeia de Anestesia Regional e Terapia da Dor (ESRA), 2011.

[5]   Hopkins P. Orientação por ultra-sons. Br J Anaesth 2007; 98: 299- 301 .http://dx.d0i.0rg/l0.1093/bja/ael3 87

[6]   Said AH, Shokry MM, Fouad K. Paravertebral Anaesthesia .Zbl Vet Med A 1976; 23: 85- 8.

[7]   Fouad K, Shokry M. Estudos comparativos. Vet Med Rev 1973; 4: 332.

[8]   Ribat J, Cuvillon P, Nouvellon E, Gaertner E, Eledjan JJ. Abordagem parassacral. Reg Anesth Pain Med 2005; 30: 193-7. http://dx.doi.org/10.1097/00115550-200503000-00010

[9]   Sandhu NS, Capan LM. Guiado por ultrassom Br J Anaeth. 2002; 89: 254-9.

[10]   Ben Ari AY, Joshi R, Uskova A, Chelly, E. Localização por ultrassom. Anesth Analg 2009; 108: 1977-80.

[11]   Hebard S, HockingG. Tecnologia ecogénica, Pain Med 2011; 36: 185-9.

CAPÍTULO 7

Anestesia de cornos guiada por ultra-sons em búfalos Bubalus bubalis (Linnaeus, 1758)

Mohamed M.Shokry e Abdelhaleem H.Elkasapy

Endereço de correio eletrónico: mshokrv@cu.edu.eg (M.Shokry)

Resumo

A anestesia regional bem-sucedida e adequada do corno em búfalos foi obtida com o bloqueio nervoso guiado por ultrassom dos nervos zigomático-temporal (cornual) e infratroclear com apenas 2 ml de mevipacaína HCI 3%.

Palavras-chave'. Guia de ultrassom; Hom; Bloqueio de nervo; Anestesia

Introdução

O avanço nos equipamentos e métodos de ultrassom permitiu a identificação de estruturas vasculares e neurais com alta precisão, facilitando sobremaneira a indução de bloqueios nervosos, quando comparados às técnicas clássicas (Neal, Brull, Chan, Grant, Hom et al., 2010). Atualmente a técnica torna-se cada vez mais frequente em humanos (Gautier, Vandepitte, Ramquet, DeCoopman, Xu, & Hadzic, 2011; Ferraro, Takeda, Falcao, Rezende, Sadatsune, & Tardelli, 2014) e em animais (Shilo, Pascoe, Cissell, Johnson, Kass, & Wisner, 2010, Costa-Farre, Blanch, Cruz, & Franch, 2011; Shokry & Berbish, 2012; Morath, Luyet, Spadavecchia, Stoffel, & Hatch, 2013)

O bloqueio nervoso guiado por ultra-sons assegura uma deposição precisa e uma dose reduzida de anestésico local, evitando a punção e injeção intraneural e intravascular não intencionais (Champan, Johnson, & Bodenham, 2006). No entanto, a utilização de grandes volumes de anestésico local aumenta a probabilidade de toxicidade sistémica (Groban, 3003; Mather, Copeland, & Ladd, 2005).

Na prática bovina, os veterinários são frequentemente chamados a lidar com lesões nos cornos ou mesmo com a descorna de búfalos, pelo que a anestesia dos cornos foi escolhida como objetivo deste estudo para desenvolver uma técnica guiada por ultra-sons para o bloqueio do nervo do corno em búfalos.

Materiais e métodos

Este estudo foi efectuado em dez búfalas adultas de diferentes idades pertencentes à exploração animal da Faculdade de Medicina Veterinária da Universidade de Benha. A técnica de anestesia do corno por ultra-sons em búfalos foi adaptada à anatomia do corno de búfalos descrita por (Fouad, Shokry, & Fahmy, 1979). Eles descobriram que o núcleo do chifre e a pele em torno de sua base são supridos pelos ramos corneanos do nervo zigomático-temporal (cornual) do nervo oftálmico, que percorre caudalmente a órbita e atravessa a gordura retro-orbital e prossegue paralelamente à crista lateral do osso frontal e termina por ramificação na base do chifre. O núcleo do corno bem desenvolvido dos búfalos também é fornecido pelo nervo infratroclear da divisão nasociliar do nervo oftálmico, que se encontra na borda orbital adjacente ao canto medial (Figs. 1 e 2).

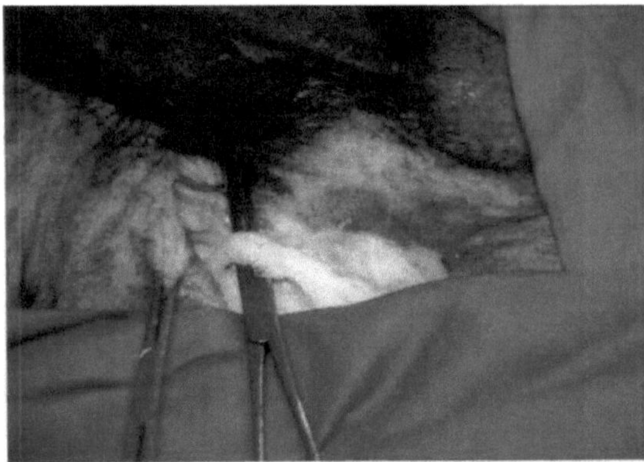

Fig. 1. Nervo zigomático-temporal (cornual) in situ.

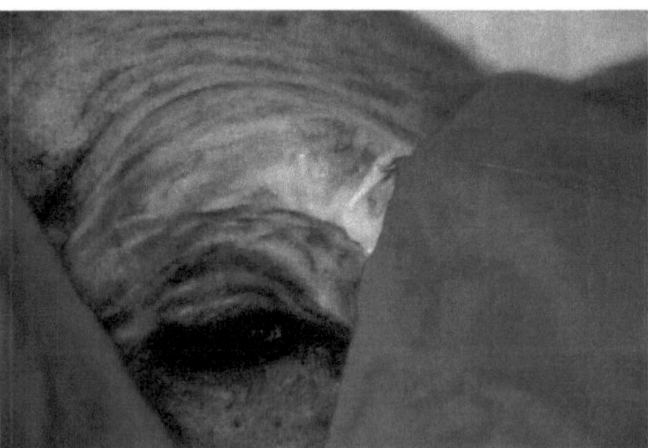

Fig. 2. Nervo infratroclear in situ.

Cada búfalo foi preso a um suporte e uma dose ligeira de Rompun 2% (Bayer) (0,05 mg/kg b.w.) foi inicialmente injectada i.m. para minimizar a excitação normal e o ressentimento do animal durante a manipulação (Fouad & Shokry, 1973).

Os locais das injeções perineurais na crista lateral do osso frontal (nervo zigomático-temporal) e na borda orbital (nervo infratroclear) foram cortados e desinfetados por métodos de rotina e o gel de acoplamento foi aplicado em grande quantidade sobre a pele. As imagens de ultrassom dos nervos em questão foram visualizadas nos planos sagital e transversal usando ultrassom (Logiq TM 180 G.E., Medical System, Japão) com um transdutor linear de 7,6 MHz (Figs. 3 e 4).

O bloqueio do nervo zigomático-temporal (comual) foi realizado colocando o transdutor de ultrassom logo abaixo da crista lateral do osso frontal para localizar o nervo, guiar a colocação da agulha (2,5 cm, 18 g) e visualizar a injeção perineural de mepivacaína HC1 3% (Alexandria Co. for pharmaceuticals, Alexandria, Egito). O bloqueio do nervo infratroclear foi realizado colocando o transdutor de ultrassom sobre a borda orbital (processo supraorbital) para localizar o nervo e continuando como antes (Fig. 5).

O corno contralateral foi utilizado como controlo através de injeção perineural guiada por ultra-sons com soro fisiológico.

O início da ação foi determinado após o fim da injeção para avaliar a eficácia do bloqueio, que foi avaliada por picada de agulha, incisão cirúrgica e sutura da pele da região do corno. A duração da anestesia regional do corno também foi determinada.

Resultados

Em todos os casos, foi possível visualizar os nervos alvo, ou seja, os nervos zigomático-temporal (cornual) e infratroclear, com profundidades de agulha de 4-6 mm e 2-4 mm, respetivamente. Foram efectuados bloqueios bem sucedidos com 2,0 ml de mepivacaína a 3%, com um início de ação mediano de quatro minutos e uma duração de 55 minutos. O bloqueio sensorial completo foi avaliado pela ausência de resposta ao pinbrick e pela adoção de uma incisão cirúrgica e sutura satisfatórias na base da trompa (Fig. 6). Não foram registados efeitos adversos. O outro corno de controlo contralateral não apresentava qualquer perda de sensibilidade.

Discussão

Este estudo demonstrou que, com a orientação do ultrassom, é possível realizar uma anestesia satisfatória do corno em búfalos, obtida por meio de bloqueios dos nervos zigomaticotemporal (cornual) e infratroclear com um volume mínimo de anestésico local (2 ml) sobre cada nervo. Outros autores relataram o bloqueio eficaz dos nervos ciático e safeno em cães (Costa-Farre et al., 2011; Shilo et al., 2010), dos nervos paravertebrais em búfalos

(Shokry & Berbish, 2012) e do nervo retrobulbar em cavalos (Morath et al., 2013). Adotando a anestesia perineural do corno guiada por ultrassom, é possível realizar a descorna ou qualquer cirurgia das estruturas mais profundas do corno sem complicações.

No presente estudo, o volume utilizado de anestésico local foi menor do que o descrito anteriormente com a técnica clássica de anestesia de corno em búfalos (Fouad et al., 1979). O bloqueio bem-sucedido e seguro com baixas doses de anestésicos locais proporciona um menor risco de toxicidade sistémica do anestésico local (Lesklw & Weinberg, 2009; Bem, Akpa, Kuo, & Weinberg, 2011; Ferraro et al, 2014). Além disso, de acordo com alguns estudos, os anestésicos locais são potencialmente neurotóxicos (Lambert, Lambert, & Strichartz, 1994). Os mecanismos propostos incluem o aumento da concentração de cálcio intracelular, a perturbação da função mitocondrial, a interferência com os fosfolípidos da membrana e a apoptose celular (Kitagawa, Oda, & Totoki, 2004; Johnson, Saenz, DaSilva, Uhl, & Gores, 2002; Floridi, Di Padova, Barbieri, & Areuri, 1999; Sturrock & Nunn, 1979).

Em conclusão, o presente estudo confirma a validação do uso de ultrassom para a visualização dos nervos zigomático-temporal e infratroclear que suprem o corno em búfalos e a técnica é potencialmente valiosa para o bloqueio fácil de ambos os nervos com uma quantidade mínima de anestésico local.

Referências

Bem, S., Akpa, B. S., Kuo, L, & Weinberg, G. (2011). Ressuscitação lipídica: um antídoto que salva vidas para a toxicidade anestésica local. Curr. Pharm. Biotechnol., 11, 313-319.

Champan, G. A., Johnson, D., & Bodenham, A. R. (2006). Visualização da posição da agulha usando ultrassonografia. Anethesia, 61, 148-158.

Costa-Farre, C., Blanch, X. S., Cruz, J. I., & Franch, J. (2011). Orientação por ultrassom para a realização de bloqueios dos nervos ciático e safeno em cães. Vet. J., 187, 221-224.

Ferraro, L. H. C., Takeda, A., Falcão, L. F., Rezende, A. H., Sadatsune, E. J., & Tardelli, M. A. (2014). Determinação do Volume mínimo efetivo de bupivacaína 0,5% para bloqueio do plexo braquial axilar guiado por ultrassom. Rev. Bras. Anestesiologia, 64, 49-53.

Floridi, A., Di Padova, M., Barbieri, R., & Areuri, E. (1999). Efeito do anestésico local ropivacaína em mitocôndrias isoladas de fígado de rato. Biochem. Pharmacol, 58, 1009-1016.

Fouad, K., & Shokry, M. (1973). Estudos comparativos de tranquilizantes em búfalos. Vet. Med. Rev., 4, 332.

Fouad, K., Shokry, M., & Fahmy, L. (1979). Anestesia do Hom em búfalos. Zbl. Vet. Med.

A., 26, 78-82.

Gautier, P., Vandepitte, C., Ramquet, C., DeCoopman, M., Xu, D., & Hadzic, A. (2011). O volume anestésico mínimo eficaz de ropivacaína 0,75% no bloqueio do plexo braquial interescalênico guiado por ultrassom. Anesth. Analg., 113, 951-955.

Groban, L. (2003). Sistema nervoso central e efeitos cardíacos da toxicidade do anestésico local amida de ação prolongada no modelo animal intacto. Reg. Anesth. Pain Med., 28, 3-11.

Johnson, M. E., Saenz, I. A., DaSilva, A. D., Uhl, C. B., & Gores, G. I. (2002). Efeito do anestésico local no cálcio citoplasmático neuronal e na lise da membrana plasmática (necrose) em um modelo de cultura de células. Anesthesiology, 97, 1466-1476.

Kitagawa, N., Oda, M., & Totoki, T. (2004). Possível mecanismo de lesão irreversível do nervo causada por anestésicos locais: propriedades detergentes dos anestésicos locais e rutura da membrana. Anesthesiology, 100, 962-967.

Lambert, L. A., Lambert, D. H., & Strichartz, G. R. (1994). Bloqueio de condução irreversível em nervo isolado por altas concentrações de anestésicos locais. Anesthesiology, 80, 10821093.

Lesklw, U., & Weinberg, G. L. (2009). Reanimação lipídica para toxicidade de anestésicos locais: salva realmente a vida? Curr. Opin. Anesthesiol, 22, 667-671.

Mather, E., Copeland, S., & Ladd, L. (2005). Toxicidade aguda dos anestésicos locais: conceitos farmacocinéticos e farmacodinâmicos subjacentes. Reg. Anesth. Pain Med., 30, 553566.

Morath, U., Luyet, C., Spadavecchia, C., Stoffel, M. H., & Hatch, G. M. (2013). Bloqueio do nervo retrobulbar guiado por ultrassom em cavalos: um estudo cadavérico. Vet. Anesth. Analg., 40, 205-211.

Neal, J. M., Brull, R., Chan, V. W., Grant, S. A., Hom, J. L., Liu, S. S., McCartney, C. J., Narouze, S. N., Perlas, A., Salinas, F. V., Sites, B. D., & Tsui, B. C. (2010). A avaliação da medicina baseada em evidências da ASRA sobre anestesia regional guiada por ultrassom e medicina da dor: resumo executivo. Reg. Anesth. Pain Med., 35, 51-59.

Shilo, Y., Pascoe, P. J., Cissell, D., Johnson, E. G., Kass, P. H. & Wisner, E. R (2010). Bloqueios nervosos guiados por ultrassom do membro pélvico em cães. Vet. Anaest. Analg., 37, 460-470.

Shokry, M. M., & Berbish, E. A. (2012). Anestesia regional paravertebral guiada por ultrassom em búfalos aquáticos. J. of Buffalo Science, 1,107-109.

Sturrock, J. E., & Nunn, I. F. (1979). Cytotoxic effects of procaine, lignocaine and bupivacaine. Br. J. Anaesth, 51, 273-281.

CAPÍTULO 8

Anestesia do chifre em búfalos

ZBl.Vet.Med.A, 26, 78-82 (1979)

Autor correspondente: Endereço de correio eletrónico: <u>mshokry@cu.edu.eg</u> (M.Shokry)

Embora muitos trabalhos tenham sido dedicados ao tema da anestesia dos cornos em bovinos (EMMERSON, 1933; BROWNE, 1938; WHEAT, 1951; SCHREIBER, 1955) e um em caprinos (VITUMS, 1954), não há nada disponível em relação aos búfalos.

Na nossa prática, não é raro os veterinários serem chamados a efetuar operações de natureza dolorosa na região dos cornos ou, por vezes, a descornar búfalos. O objetivo da presente comunicação é descrever a técnica de anestesia perineural em búfalos.

Considerações anatómicas

De acordo com KAMEL e MOUSTFA (1966), os núcleos dos cornos são mais desenvolvidos nos búfalos *(Bos bubalus)* do que nos bovinos *(Bos Taurus)*.

Surgem a meio caminho entre a borda posterior do processo supraorbital e a articulação parieto-occipital.

Dirigem-se lateralmente sobre a fossa temporal, depois ventralmente e para trás. Além disso, nos nossos estudos, a crista lateral do osso frontal foi considerada mais curta do que nos bovinos (Figs. 1 e 2).

A distribuição dos nervos sensoriais que irrigam o corno nos búfalos foi cuidadosamente estudada antes de se tentar bloqueá-los. Foram utilizadas quatro cabeças de búfalos egípcios adultos, fixadas com formol, para dissecar as zonas da testa, periorbita, temporal e base do corno.

A dissecação revelou que o cório do corno e a pele à volta da sua base eram fornecidos principalmente pelos ramos cornuais do nervo zigomático-temporal, provenientes do nervo oftálmico, tal como nos bovinos (GETTY, 1975). Para além disso, verificou-se que os ramos do nervo infratroclear da divisão nasociliar do nervo oftálmico tomam parte integral na inervação do corno do búfalo.

O nervo zigomático-temporal do búfalo passa caudalmente sobre a órbita e atravessa a almofada adiposa retro-orbitária. Segue depois paralelamente à crista lateral do osso frontal. Cerca de 2-5 cm abaixo do bordo cranial da base do corno, torna-se superficial e divide-se em dois ramos cornuais mais pequenos e um maior, terminando na superfície cranio-ventral da base do corno (Fig. 3).

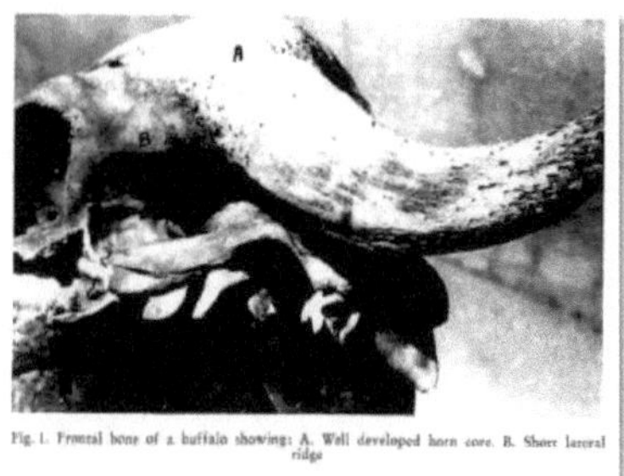

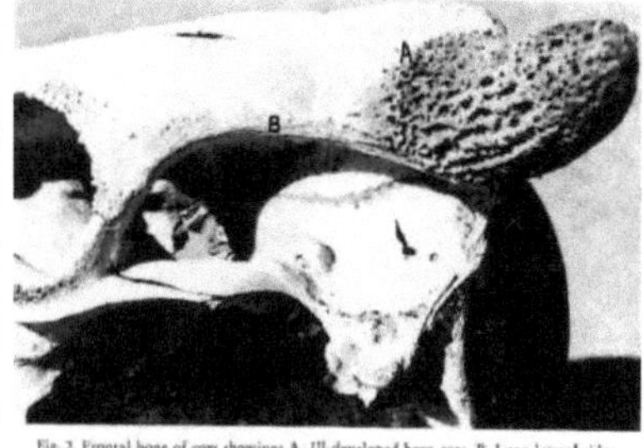

Alguns ramos do nervo infratroclear montam a borda orbital perto do canto medial e seguem caudalmente em direção à região frontal, terminando na superfície dorsal da base do corno

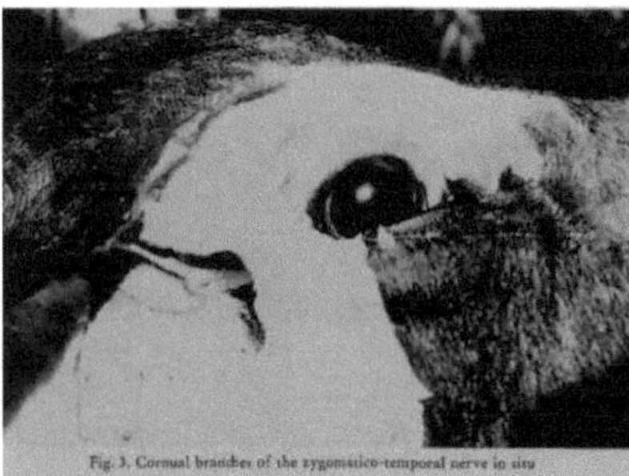

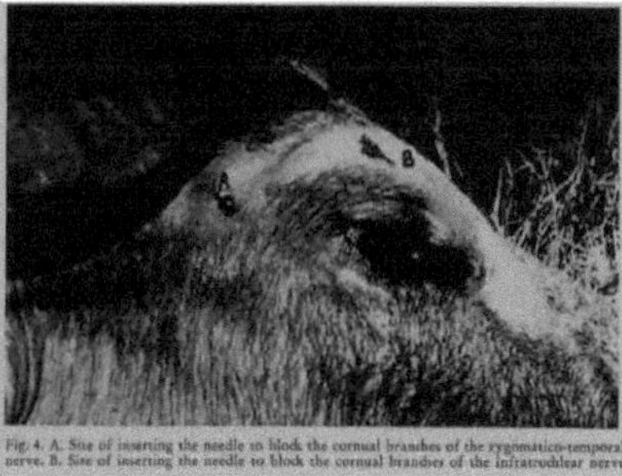

Técnica

Tendo em conta as considerações anatómicas acima referidas, foram realizados 32 ensaios num número total de 8 fêmeas adultas de búfalos egípcios, a fim de demonstrar uma anestesia satisfatória e eficaz dos seus cornos.

Uma dose ligeira de Rompun "Bayer" (0,05 mg./kg. b.w.) foi inicialmente injectada i.m. para minimizar a excitação e o ressentimento normais do animal durante a manipulação. Também foi necessário engessar o animal e prender a cabeça com firmeza.

Uma agulha de 2,5 cm, de calibre 19, foi inserida s.c. num ponto 2,5 cm abaixo da borda cranial da base do corno e perto da crista lateral do osso frontal. Distribuiu-se uma injeção de 10 ml de procaína HCl (solução a 4%) ao longo da área da agulha, de modo a bloquear todos os ramos cornuais do nervo zigomático-temporal (Fig.4/A).

Para bloquear os ramos do nervo infratroclear que suprem a superfície comparativamente dorsal da base do corno, foi efectuada uma injeção suplementar com uma agulha de calibre 19 de 5 cm no meio do processo supraorbital, 1 cm acima do rebordo orbital. A agulha foi então dirigida medialmente ao longo do processo supraorbital, em direção ao canto medial.

Uma injeção transversal de 10 ml de procaína HCI (solução a 4%) foi distribuída na área durante a retirada da agulha (Fig.4/B).

Foi considerado aconselhável aguardar 10-15 minutos antes de avaliar a eficácia da anestesia de trompa.

Resultados

Utilizando a técnica acima referida, a anestesia do cório do corno e da pele à volta da sua base foi eficaz e satisfatória. A anestesia necessitou de um período médio de 15 minutos para atingir o seu efeito máximo, que continuou durante uma média de 65 minutos.

Foram efectuadas com sucesso quatro operações dolorosas de encurtamento do corno, ou seja, remoção de aproximadamente 3/4 do seu comprimento total. A anestesia do corno não foi satisfatória quando foi efectuado um bloqueio limitado apenas dos ramos cornuais do nervo zigomático-temporal em 5 tentativas.

Discussão

Os resultados mostram que os cornos dos búfalos são bem desenvolvidos e têm uma base comparativamente mais larga do que nos bovinos. Ao contrário dos bovinos, os cornos são fornecidos não só pelos ramos cornuais do nervo zigomático-temporal, mas também por alguns ramos do nervo infratroclear. A anestesia eficaz e satisfatória do corno e da sua base em búfalos pode ser conseguida através do bloqueio de ambos os nervos.

Estes resultados estão parcialmente de acordo com a técnica utilizada para a anestesia do corno em bovinos (BROWNE, 1938, WHEAT, 1951; SCHREIBER, 1955), em que o bloqueio dos ramos cornuais do nervo zigomático-temporal é considerado suficiente para obter a anestesia do corno.

Em contrapartida, a técnica de anestesia dos cornos em caprinos, realizada por VITUMS (1964), utiliza uma abordagem diferente da utilizada em bovinos; neste método, os ramos cornuais dos nervos lacrimal e infratroclear são bloqueados.

Resumo

A anestesia eficaz e satisfatória do corno em búfalos foi conseguida quando os ramos cornuais dos nervos zigomático-temporal e infratroclear foram bloqueados por um anestésico local.

Zusammenfassung

Anatomia do bufão

Eine gute Anathesie der Homer von Buffeln wurde durch die Leitungs- blockade der komualen Zweige der zygomaticotemporalen und infratroch- learen Nerven erreicht.

Currículo

Anestesia de cornos de búfalo

Uma boa anestesia dos nervos dos búfalos foi obtida através do bloqueio dos ramos dos nervos zigomático-temporais e infratrocleares.

Resumo

Anestesia das astas de búfalos

Consigue-se uma anestesia efectiva e satisfatória dos cortes de búfalos através do bloqueio por condução das ramas comuais dos nervos cigomático-temporais e infra-troculares.

Referências

BROWNE,T.,1038: A técnica de bloqueio de nervos para a descorna de bovinos. Vet. Rec. *50,*1336.

EMMERSON, M.A., 1933: Nerve blocking in the dehorning of cattle (Bloqueio de nervos na descorna de bovinos). Citado por Lumb e Jones, 1973.

GETTY, R.,1975:" The Anatomy of the Domestic Animals" Vol.1,5[th] Philadelphia. Londres. Toronto: W.B. Saunders Company.

KAMEL, SH. H.e EL-DIN M.MOUSTAFA, 1966: Uma descrição pormenorizada do búfalo egípcio Bos (Bwbalws) *bubalis* com um estudo comparativo da vaca. Zbl.Vet.Med. A. 73, 746-753.

LUMB, W.V. e E.W. JONES, 1973 : "Veterinary Anaesthesia" Philadelphia Lea and Febiger.

SCHREIBER, J., 1955: Die anatomischen Grundlagen der Leistungsanasthesie beim Rind, I.Teil Die Leistungsanasthesie der Kopferven. Wien. Tierarztl. Mschr. *42,* 129.

TRIGO, J.D.,1952: Novo marco para o bloqueio do nervo cornual. Vet.Med.45,29-30.

VITUMS, A., 1954: Nerve and arterial blood supply to the horns of the goat With reference to the sites of anaesthesia for dehoming. J. Amer. Vet. Med. Ass.,725, 384.

CAPÍTULO 9

Anestesia do pé em búfalos

Assiut Vet.Med.J. 11, No.21,193-195(1983)

Autor correspondente: mshokrv@cu.edu.eg

RESUMO

A anestesia completa da pata dianteira e traseira em búfalos foi conseguida após a injeção de 5 ml de procaína HCl a 5% em 4 locais. É descrita uma técnica de indução de analgesia de uma garra por injeção em 2 locais.

INTRODUÇÃO

A anestesia regional do pé em bovinos (Bos Taurus) tem sido frequentemente considerada valiosa e desejável, quer para fins de diagnóstico, quer em operações cirúrgicas para fibromas interdigitais, amputação da garra e outras afecções do pé.

Muitos autores trabalharam sobre o tema da analgesia do pé nos bovinos (GIBONS, 1939; RAKER, 1956; SCHREIBER, 1956; TAYLOR,1960; WRIGHT e HALL,1961;

COLLIN, 1963; WESTHES e FRITSCH, 1964), mas não há nenhum relato publicado sobre a sua aplicação em búfalos.

Por conseguinte, o objetivo deste trabalho é fornecer aos profissionais informações sobre a aplicação da analgesia do pé em búfalos.

CONSIDERAÇÕES ANATÓMICAS

A distribuição dos nervos que irrigam as patas dianteiras e traseiras dos búfalos foi cuidadosamente estudada, a fim de determinar com exatidão a posição de cada nervo e o respetivo ponto de referência superficial. Foram utilizadas 20 patas fixadas com formol (10 anteriores e 10 posteriores) de búfalos egípcios adultos para a demonstração dos nervos das patas.

A dissecção revelou que, nos búfalos, os nervos das patas dianteiras e traseiras assumem um curso de distribuição semelhante ao dos bovinos (Bos Taurus) (HABEL,1950; GETTY, 1975). No entanto, na pata dianteira do búfalo, falta o ramo comunicante que se destaca do ramo lateral do nervo mediano. Além disso, o nervo digital comum palmar III é a continuação direta do ramo lateral do nervo mediano.

MATERIAIS E MÉTODOS

Foram efectuados 40 ensaios num total de 4 búfalos adultos (20 patas dianteiras e 20 patas traseiras) para estabelecer uma analgesia satisfatória das patas. Foi utilizada uma solução estéril de procaína HCl a 5%. A injeção da solução analgésica foi feita depois de o animal ter sido engessado e imobilizado. Foram utilizados dois níveis alternativos para dessensibilizar a pata (analgesia de bloqueio superior e inferior).

Anestesia dos membros anteriores

Bloqueio nervoso superior

Foram tentadas dez tentativas de bloqueio através da injeção de 5 ml de procaína HCl a 5% em cada um dos nervos em causa em 4 locais (Fig.l):

O nervo mediano por injeção subtecal um centímetro e meio abaixo do carpo, medialmente ao tendão flexor superficial e adjacente ao ligamento interósseo.

O ramo superficial do nervo radial através de uma injeção subfascial a 1,5 cm abaixo do carpo e medialmente ao tendão do extensor digital medial.

O ramo palmar do nervo ulnar por injeção subtecal uma polegada e meia abaixo do carpo, lateral ao tendão flexor superficial e adjacente ao ligamento interósseo.

O ramo dorsal do nervo ulnar por injeção subfascial um centímetro e meio abaixo do carpo e lateral ao tendão do extensor digital lateral.

Bloqueio do nervo inferior

Foram tentadas dez tentativas através da injeção de 5 ml de procaína HCI sobre cada um dos nervos em causa em 3 locais (Fig. 1) para bloquear:

Os nervos digitais próprios palmar e dorsal (abaxial) III por injeção subfascial meia polegada proximal e medial à garra medial.

Os nervos digitais próprios palmar e dorsal (abaxial) IV por injeção subfascial meia polegada proximal e lateral à garra lateral.

Os nervos digitais próprios palmar e dorsal (axial) III e IV por injeção vertical profunda meia polegada abaixo do ponto médio de uma linha imaginária que une as garras de orvalho no aspeto palmar do espaço interdigital.

Anestesia das patas traseiras

Bloqueio nervoso superior

Foram tentadas dez tentativas através da injeção de 5 ml de procaína HCI sobre cada um dos nervos em causa em 4 locais (Fig. 2) para bloquear:

O nervo plantar medial por injeção subtecal uma polegada e meia abaixo do tarso, medialmente ao tendão flexor superficial e adjacente ao ligamento interósseo.

O nervo fibular profundo através de uma injeção semitendinosa um centímetro e meio abaixo do tarso e sob o tendão extensor a partir da face medial.

O nervo plantar lateral por injeção subtecal uma polegada e meia abaixo do tarso, lateral ao tendão flexor superficial e adjacente ao ligamento interósseo.

O nervo fibular superficial através de uma injeção subfascial um centímetro e meio abaixo do tarso e sobre os tendões extensores a partir da face lateral.

Bloqueio do nervo inferior

Foram realizadas dez tentativas utilizando uma técnica de injeção semelhante à utilizada no membro anterior para bloquear os conjuntos de nervos digitais plantares e dorsais em 3 locais (Fig. 2).

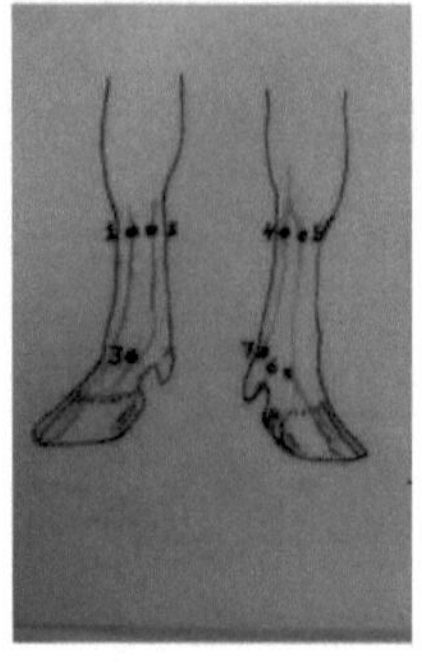 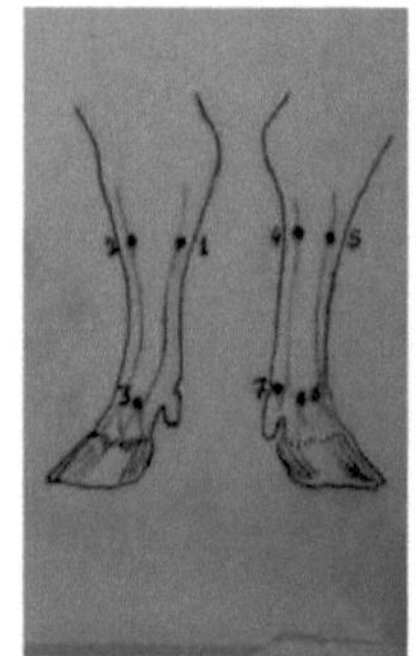

Fig. 1 (Membro anterior)

Quatro locais de maior bloqueio nervoso:

1 A mediana N.

2 O ramo superficial da radial N.

4. O ramo palmar do nervo ulnar N.

5. O ramo dorsal do nervo ulnar.

Três locais de bloqueio do nervo inferior:

3. As impressões digitais palmar e dorsal (abaxial) N. Ill

6. N. digital palmar e dorsal (abaxial) IV

7. N. digitais III e IV palmares e dorsais (axiais) propriamente ditos

Fig. 2 (membro posterior)

Quatro locais de maior bloqueio nervoso:

3 A plaina medial N.

4 O fibular profundo N.

6. A plantadora lateral N.

7. O fibular superficial N.

Três locais de bloqueio do nervo inferior:

3. A plânula e a digital dorsal (abaxial) N.III

8. A planta e a digital dorsal (abaxial) N.IV

9. A plaina e a digital dorsal (axial) N.III&IV

RESULTADOS

As técnicas supracitadas nas patas dos búfalos proporcionaram uma analgesia eficaz e satisfatória, quer através de um bloqueio elevado do nervo em quatro locais, quer através de um bloqueio reduzido do nervo em três locais.

A analgesia de uma garra exigiu o bloqueio em 2 locais (local 7 juntamente com o local 3 ou 6), consoante a garra em causa. As operações no espaço interdigital podem ser realizadas através da injeção num único local

(local 7).

O efeito máximo de analgesia foi atingido após 10 a 15 minutos após a injeção, enquanto a duração se manteve durante cerca de uma hora.

DISCUSSÃO

A analgesia da pata em búfalos pode ser conseguida utilizando dois níveis alternados (analgesia de bloqueio alto e baixo). O bloqueio nervoso alto foi produzido após a injeção da solução analgésica local em 4 locais do mesmo nível, enquanto o bloqueio nervoso baixo foi produzido após a injeção em 3 locais. RAKER (1956) utilizou uma técnica semelhante de bloqueio elevado do nervo do pé em bovinos através da injeção em 4 locais, mas a níveis diferentes. Outro trabalhador (TAYLOR, 1960) utilizou técnicas variáveis de analgesia da pata em bovinos através da injeção em 5 ou 6 locais. No entanto, tais técnicas foram consideradas impraticáveis para serem aplicadas em búfalos, uma vez que deveriam ser utilizadas muitas injecções desnecessárias. COLLIN (1963) utilizou uma técnica completamente diferente para produzir analgesia da pata traseira em bovinos, bloqueando os nervos tibial e fibular acima da articulação do jarrete e na posição de pé, devido ao comportamento temperamental dos búfalos, esta última técnica é considerada de difícil aplicação em búfalos.

RAKER (1956) utilizou uma taxa de dose e uma concentração semelhantes em bovinos. No entanto, SCREEBER (1956) utilizou uma taxa de dose comparativamente mais elevada. Vale a pena mencionar que a analgesia de uma garra em búfalos podia ser alcançada através da injeção do agente analgésico em apenas 2 locais. Além disso, as operações no espaço interdigital podiam ser efectuadas por injeção em apenas um local.

REFERÊNCIAS

Collin, C. (1963): Uma técnica para produzir analgesia dos dígitos posteriores dos bovinos. Vet. Rec. 75,833-835.

Getty, R. (1975): "The Anatomy of the Domestic Animals", Londres, Toronto. Gibbons, W.(1933): Amputação da garra na vaca. Cornell Vet. 29, 294. Habel, R.E.(1950): The nerves and arteries of the bovine foot. JAVMA 87,323-327. Raker, C.W.(1956): Regional anaesthesia of the bovine foot. AJVMA 128, 236-239. Schreiber, J. (1956): Teil-Die Leitunganasthesie der Nerven der Vorderextremitat. Wien Tierarztl. Mschr. 43, 273.

Taylor, J.A. (1960): A anatomia aplicada do pé bovino. Vet. Rec. 72, 1212.

Westhues, M. e R. Fritsch (1964): "Animal Anaesthesia", Ed. Oliver e Boyd, Edinburg Wright, J.G. e L..Hall (1961): "Anestesia veterinária" 5th Ed. Londres, Bailliere, Tindall e Cox.

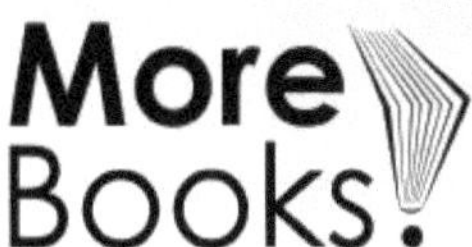

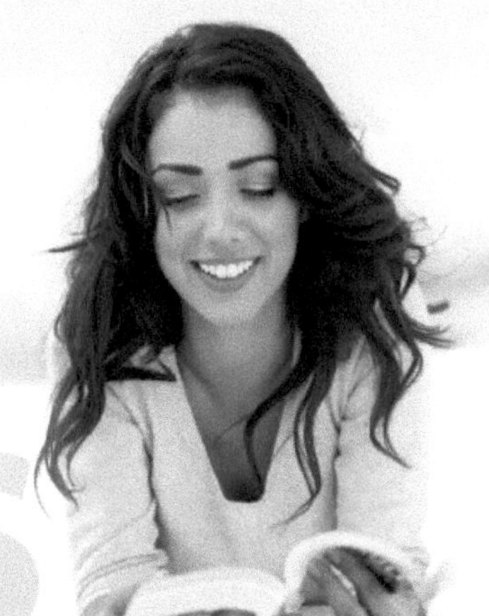

Buy your books fast and straightforward online - at one of world's fastest growing online book stores! Environmentally sound due to Print-on-Demand technologies.

Buy your books online at
www.morebooks.shop

Compre os seus livros mais rápido e diretamente na internet, em uma das livrarias on-line com o maior crescimento no mundo! Produção que protege o meio ambiente através das tecnologias de impressão sob demanda.

Compre os seus livros on-line em
www.morebooks.shop

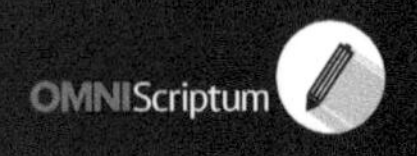

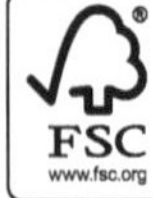

Printed by Books on Demand GmbH, Norderstedt / Germany